Lettre

LETTRE D'UN MEDECIN A UNE DAME,

Au sujet d'une Expérience de Chirurgie, faite à l'Hôpital de la Charité, le 22 Juin 1754.

Vous me demandez, Madame, des nouvelles de ce pauvre Enfant, attaqué de la pierre, pour qui vous sentites vos entrailles si fortement émues, dès la premiére fois que j'eus l'honneur de vous en parler, & dont vous m'annonciez les malheurs avec une assurance *quasi* prophétique; il vient effectivement d'éprouver un sort bien déplorable. Agréez que pour vous satisfaire, je reprenne son histoire dès le commencement.

Claude Poncet, âgé de six ans, de la Paroisse de Placé, Diocèse du Mans, partant pour venir se faire tailler ici; M. de la Rue, Médecin à Mayenne, m'écrivit afin de lui retenir un lit à *la Charité*. Au lieu de cela j'eus recours à une Personne généreuse, qui m'offrit de le placer, à ses frais, chez une Garde-malade, pour y être taillé suivant la méthode du Frere Côme.

Le Malade arriva à Paris par le Fourgon du Coche de Bretagne, le Dimanche 12 May, sur le midi. Le premier soin de son Pere, qui l'avoit accompagné à pied, demandant l'aumône le long des chemins, fut de s'informer où étoit l'Hôpital de la Charité, & de l'y conduire. Là il demanda au Pere Infirmier, s'il ne m'avoit pas promis un lit pour son fils, comme on le lui avoit fait esperer. L'Infirmier repondit qu'il n'avoit pas même entendu parler de moi à cette occasion; mais voyant d'ailleurs un petit malheureux dans l'état le plus digne de compassion, il n'hésita pas à lui accorder sa demande dans l'instant. Cela fait, le Bonhomme après avoir pleuré quelque tems avec son fils, vint me chercher & ne me trouva point; il fut ensuite chez Madame la D. de B. à qui il étoit recommandé par Madame sa Sœur; de-là il retourna embrasser pour la derniére fois son cher enfant, & repartit la nuit même pour ſon Village, où il avoit laiſſé quatre autres enfans en bas âge, & ſa femme malade depuis la Touſſaint.

Je fus très-fâché de ce contre-tems, Madame, j'oſe vous en prendre à témoin; mais d'aller retirer un enfant d'une maiſon où ſon propre pere l'avoit placé, pouvois-je m'arroger un tel droit?

Dès le ſoir même de ſon arrivée, le Chirurgien-Major vouloit le faire purger, pour le tailler le lendemain 13 May à cinq heures du matin, parce que c'étoit le jour indiqué pour la Taille générale, & qu'il s'étoit préſenté peu de Sujets à tailler cette année; mais il céda enfin aux repréſentations de l'Infirmier, & de quelques autres perſonnes, & convint que l'enfant étoit abſolument hors d'état de ſupporter une telle Opération.

Le pauvre Enfant, miné d'une fiévre lente, a traîné pendant quelques ſemaines une vie languiſſante, après quoi ayant commencé à reprendre peu à peu des forces, à l'aide des bons alimens, on le voyoit, dans ſes derniers jours, ſe promener de Salle en Salle, accueilli & carreſſé de tout le monde, parce qu'il étoit doux & d'une phiſionomie intereſſante.

Enfin, Samedi dernier 22 Juin, à midi & demi, arrivent à l'imprévu M.

de la M****, premier Chirurgien du Roy; M. A**, Chirurgien major de la Charité; M. T*, Chirurgien gagnant Maîtrise à Bicêtre, & deux autres, demandant notre petit Bonhomme, pour le tailler sur le champ. Là dessus, grande rumeur dans toute la maison. L'infirmier (1) remontra à ces Mrs. qu'ils auroient bien dû l'avertir, parce que n'ayant point lieu de s'attendre à pareille chose, il lui avoit donné non-seulement à déjeuner, mais même à dîner comme à l'ordinaire; on ne tint aucun compte de cette représentation. Il demanda qu'on lui donnât au moins le temps de faire avertir le Médecin de la maison (2) parcequ'il est de regle qu'il ne soit fait aucune grande opération sans son aveu; on lui répondit que cela prendroit trop de temps. Il insista, & pria M. le Premier Chirurgien, qui avoit son carrosse à la porte, de trouver bon qu'on l'envoyât à l'Hôtel de Condé, qui n'est pas fort éloigné, ajoutant que, si le Médecin ne s'y trouvoit pas, on passeroit outre; M. de la M**** répliqua d'un ton décisif, qu'il ne pouvoit pas attendre ainsi, étant obligé de se rendre auprès de S. M. & on procéda à l'Opération incontinent.

(1) *Le P. Basile.*

(2) *M. Verdelhan, Médecin de S. A. S. M. le Prince de Condé.*

L'Opération fut faite avec une nouvelle espéce de *Lithotome caché*, très-différent de celui du Frere Côme : l'honneur de cette invention est dû à M. T*, qui en a donné la description à l'Académie Royale de Chirurgie ; mais n'ayant eu rien moins qu'à s'applaudir de la premiere épreuve qu'il en avoit faite sur un Malade à Bicêtre, ces Messieurs vouloient lui faire prendre sa revanche à la Charité ; cependant je leur rens bien la justice de croire, qu'ils sont aujourd'hui aussi fâchés que moi que notre petit Patient en ait été la victime. On lui tira une pierre à peu près de la grosseur d'un œuf de pigeon ; mais à peine fut-il remis dans son lit, qu'il lui survint des vomissemens affreux, & il est décedé la nuit suivante 23 Juin, à quatre heures du matin.

Ayant été averti de cette catastrophe le matin même à huit heures, j'y courus sur le champ, quatre heures & demie après la mort. Je voulois faire des reproches à l'Infirmier, mais il m'eut bientôt fermé la bouche. Je lui demandai si on pourroit au moins voir le Cadavre, & examiner la plaie ? il me répondit qu'il n'étoit déja plus temps, que le Chirurgien major étoit entré, lui second, dans la Salle des Morts, & qu'on disoit qu'ils avoient emporté la vessie ; il m'y conduisit néanmoins, accompagné d'un autre Religieux, & nous trouvames en effet le corps froid, étendu sur une table, mais dénué de toutes les parties capables de servir à faire l'apologie, ou la critique de leur maniere d'opérer.

J'allai trouver également le Médecin de la Maison, qui me dit qu'il n'avoit pas pû parer un coup, auquel il n'étoit pas naturel de s'attendre ; mais que dès qu'il l'avoit appris à sa visite, il avoit repris publiquement le Chirurgien, de s'ingerer de faire si irrégulierement, & pour le bien dire, clandestinement, une opération de cette conséquence.

Trouvez bon, Madame, que je me borne à cet exposé simple & naïf des faits. Ils me semblent assez parlans pour n'avoir pas besoin d'y joindre aucunes réflexions. Tout mon regret est de n'avoir pas pû faire sçavoir au Pere, assez à temps, la ressource que j'avois trouvée pour son Fils.

Le Parallele des deux Lithotomes, le Traité du Frere Côme sur la Taille, & *diverses autres Piéces concernant sa Méthode, se trouvent à Paris*, chez Laurent d'Houry Fils, *Imprimeur-Libraire, rue vieille Boucterie.*

SECONDE LETTRE D'UN *MEDECIN* A UNE DAME,

Au sujet d'une Expérience de Chirurgie, faite à l'Hôpital de la Charité, le 22 Juin 1754.

IL étoit aisé de prévoir, Madame, que la Lettre que j'eus l'honneur de vous écrire, il y a un mois, m'attireroit des ennemis; mais le sang de l'Innocent crioit, & la Providence sembloit m'avoir spécialement désigné pour ne pas laisser étouffer ses cris.

Le bruit de cet évenement étoit déja répandu dans tout Paris: Grands & Petits y prenoient intérêt; mais chacun désiroit d'en voir une relation exacte & circon-

noncée ; & j'osai la donner. Je tenois le détail des faits de la bouche de l'Infirmier & du Médecin ; & après les avoir mis par écrit, je leur relûs ma lettre à l'un & à l'autre, avant que de la faire partir ; depuis qu'elle a été répandue dans le public, ils en ont reconnu la vérité ; & presque tous les Chirurgiens de Paris, interrogés là-dessus de maison en maison, m'ont rendu un témoignage, je puis le dire, également honorable pour eux & pour moi.

Cependant on vient de publier sous le nom d'un Eleve de la Charité, une relation diamétralement opposée des mêmes faits. Par exemple, ce n'est plus l'Infirmier qui demanda qu'on lui donnât le tems d'envoyer chercher le Médecin, qui pria M. le Premier Chirurgien de prêter son carrosse pour cet effet, & qui ne put rien obtenir ; ce sont au-contraire les Religieux, qui par un misérable subterfuge, ont éludé les gracieuses attentions de M. de la M. pour M. Verdelhan ; *M. de la Martiniere* (pag. 3.) *demanda si le Médecin étoit averti, il proposa même de l'envoyer chercher, & j'ai entendu les Religieux répondre, qu'il étoit fort incertain de le trouver à cette heure* *.

* Si celui qui atteste avoir entendu, avoit daigné se nommer, cela auroit pu ajouter beaucoup

Que répondre à des assertions si positives ? Faire assaut de démentis avec l'Eleve de M. A. & lui rendre invectives pour invectives ? je me flatte que vous n'attendez pas cela de moi.

Si donc vous desirez sçavoir à quoi vous en tenir sur la fidélité de l'ancienne ou de la nouvelle relation, je vous ai cité mes garants, vous pouvez vous adresser à eux, on les connoît incapables de trahir la vérité. Et si deux Témoins graves ne suffisent pas, voici d'où vous pouvez tirer encore des éclaircissemens sur les articles les plus importans à vérifier.

M. A. *le fit purger*, dit-on, (pag. 3.) *le* 20e *du mois de Juin*. Informez-vous au Médecin, à l'Apoticaire, à l'Infirmier, qui est-ce qui a ordonné cette médecine, qui est-ce qui l'a préparée, qui est-ce qui l'a administrée au Malade. Pour plus de sureté encore, consultez les journaux de l'Infirmerie & de l'Apoticairerie ; il n'est pas besoin d'un grand effort de probité, pour ne pas falsifier un Journal ; mais il faut un courage peu commun pour prendre hautement la défense de certaines vérités, que le Public a intérêt qui soient connues, & que des Particuliers ont in-

de poids à son témoignage, mais il ne l'a pas jugé à propos.

térêt qui ne le ſoient pas. Si donc vous ne trouvez ni ſur le cahier de l'Infirmier, ni ſur celui de l'Apoticaire qu'une ſeule purgation pour le 20 Juin, & qu'il paroiſſe par le nom de la Salle & le N°. qu'elle fut ordonnée à un malade de fiévre maligne * il ne vous reſtera qu'à demander à M. A. s'il l'a fait purger ſecrettement.

On cite M. Faget comme témoin oculaire de l'opération (*pag.* 3.) Demandez-lui s'il y a aſſiſté, s'il eſt même entré dans les ſalles, étant arrivé ſi tard qu'il rencontra au pied du grand eſcalier, M. de la M. qui s'en retournoit.

Quant à la préſence du Médecin aux grandes opérations de Chirurgie; afin de juger ſi l'uſage qu'on allégue (*pag.* 3.) eſt ce qu'il peut y avoir de mieux, liſez l'Ordonnance du Roi, du 1. Janvier 1747. portant réglement géneral pour les Hôpitaux militaires, & particulierement l'Article 2e du titre 6. * *

A l'égard de l'eſpéce de diner que l'Enfant avoit fait ce jour-là; informez-vous ſi l'Infirmier & pluſieurs autres perſonnes n'ont pas reconnu dans ce qu'il a ren-

* Outre qu'elle étoit composée avec la Caſſe & l'Emétique.

** Le Médecin ſera averti par le Chirurgien Major, pour aſſiſter à toutes les grandes opérations de Chirurgie...

du par le vomissement, un quart-d'heure après l'opération, des morceaux non digerés d'une aile de poulet; puis demandez à qui il vous plaira comment quelqu'un qui n'auroit mangé *que deux tranches de pain dans du bouillon*, *& un œuf*, auroit pû revomir des morceaux d'aile de poulet.

On dit que les Assistans, & même les Religieux ne purent s'empêcher d'applaudir à l'opération (*pag.* 5.) Le Prieur étant assis immédiatement à côté de M. de la M. a vû les choses de fort près, & comme il a été 18 ans Chirurgien-Major de l'Hôpital Royal de Grenoble, il a pû les bien voir; l'Infirmier général, l'Infirmier de la Salle des Taillés, & nombre d'autres qui y accoururent, ont été également à portée de voir, & plusieurs sont en état d'en parler. Interrogez-les.

L'on applaudit à M. T. au sujet de l'opération qu'il a faite à Bicêtre (*pag.* 5.) Mrs. Martinet, Foubert, Houstet, Perron, Russel, Dufouart, Tries, Thenon, & plusieurs autres des principaux Chirurgiens de Paris y assisterent; qu'ils vous disent 1°. si la vessie leur parut bien ouverte & si M. T. put parvenir à en tirer la pierre devant eux, 2°. comment elle a été tirée depuis, s'ils le sçavent. Informez-vous aussi si M. de Senac, que l'on cite comme présent, y assista, lui ou aucun autre Médecin; si même M. Lepy, Médecin de la Maison, qui achevoit sa visite dans le tems que tous ces Messieurs arrivoient successivement, fut averti de ce qu'on alloit faire.

Quelque méthode que l'on suive, ne voit-on pas quelquefois périr des malades peu de tems après l'opération? Il n'est point de Lithotomistes qui n'ayent éprouvé de semblables malheurs. (pag. 7.) Le 13 Mai, jour de la Taille générale, M. A. tailla deux Sujets* ne tira qu'une seule pierre, & l'opération fut également fatale à tous les deux: il est peu de Lithotomistes si constamment malheureux; cependant personne ne lui en a fait aucun reproche, parce que c'étoient de simples malheurs: mais je vous demande si on n'avoit pas lieu de s'attendre qu'après ces malheurs redoublés, il se relâcheroit moins que jamais sur les précautions nécessaires, pour qu'on n'eût qu'à le plaindre uniquement, s'il n'étoit pas plus heureux à l'égard du troisiéme.

On assûre que M. A. *n'interdit à personne l'entrée de la Salle où étoit déposé le*

* François Houdet, Chirurgien, mort le 17 du même mois de Mai, & Charles Foubert, Tisseran, mort le premier de Juin. La pierre de ce dernier ne fut tirée qu'après sa mort.

corps, *& fit à portes ouvertes l'ouverture du Cadavre*, (pag. 7.) Informez vous, si un garçon Chirurgien, nommé de Balz, ne fut pas le seul privilégié à cet égard, ayant été choisi par M. A. pour lui prêter la main; & si l'un des Eleves de la Maison, nommé Bonenfant, ayant voulu y entrer, n'en fut pas exclus de maniére que nul autre n'osa s'y présenter.

Enfin quant aux piéces emportées par M. A. *pour justifier sa conduite*, (pag. 8.) & qu'il offre de me faire voir plus d'un mois après, tant il les a précieusement conservées; ce seroit peut-être l'offenser que de lui demander ce qui constate que ce sont les mêmes. Mais demandez à votre Accoucheur, s'il avoit le malheur de perdre une Femme en couche, s'il s'empresseroit tant d'emporter chez lui le délivre, qu'il voudroit produire pour sa justification?

Si vous prenez la peine de faire toutes ces perquisitions, & de remonter ainsi aux sources du vrai, j'espére qu'il vous sera aisé de juger de quelle part est venu le *scandale* dont parle l'Ecrivain *pseudonyme* que l'on a suscité contre moi.

www.ingramcontent.com/pod-product-compliance
Lightning Source LLC
LaVergne TN
LVHW010315230826
846091LV00009B/3667

9782014092004